Ernst Jentsch

Zum Andenken an
Paul Julius Möbius

Elibron Classics
www.elibron.com

Elibron Classics series.

ISBN 0-543-70771-7 (paperback)
ISBN 0-543-70770-9 (hardcover)

This Elibron Classics Replica Edition is an unabridged facsimile of the edition published in 1907 by Carl Marhold, Halle.

Zum Andenken
an
Paul Julius Möbius.

Von

Ernst Jentsch,
Obernigk.

Halle a. S.
Verlag von Carl Marhold.
1907.

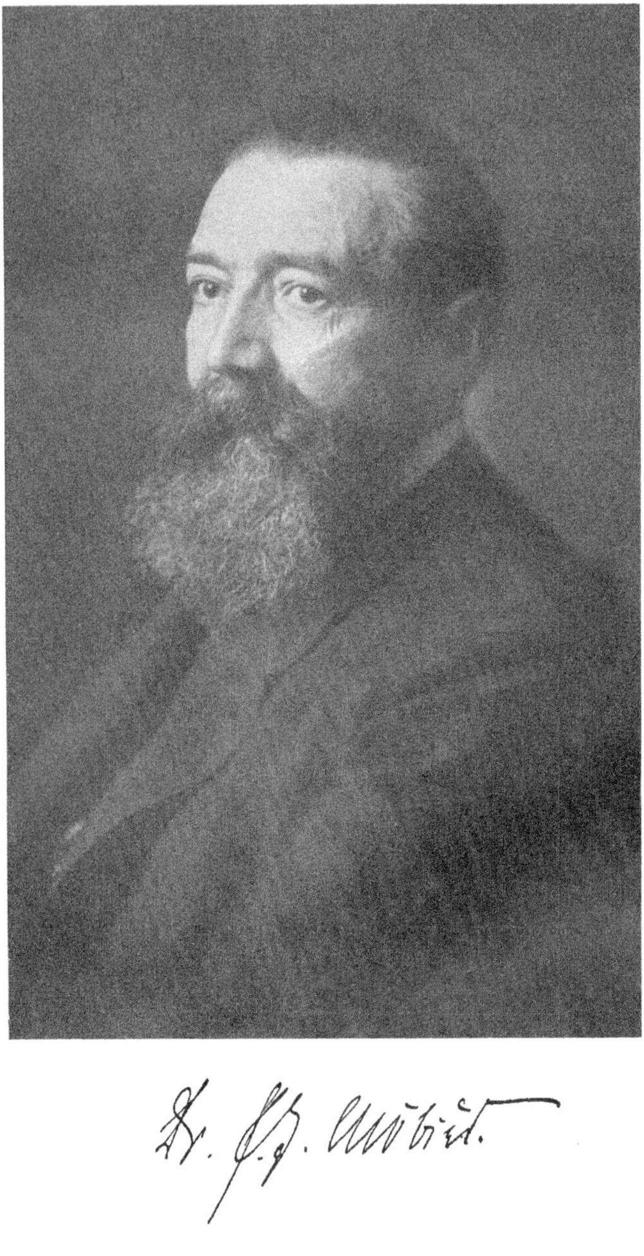

Wenn man die Geschichte des medizinischen Wissens verfolgt, so kann man leicht beobachten, daß seine allmähliche Entwicklung vielfach mit der Erschließung und Fortbildung andersartigen Wissens verknüpft gewesen ist. Gleichzeitig aber gewahrt man auch, daß solche Bündnisse sich insofern als nachteilig für unsere Wissenschaft herausgestellt haben, als dadurch gewisse eigentümliche Unterströmungen bei ihr Eingang fanden. Schon die alte Medizin — von der vorhippokratischen Zeit ganz abgesehen — zwang infolge der Beschränkung des Wissens auf das rein klinische den denkenden Arzt, sich einer der kurzlebigen philosophischen Schulen anzuschließen und nach Überwindung des sterilen Galenismus, der auf das tote Gleis des absoluten Spiritualismus geführt hatte, leitete die medizinische Renaissance, nach einer kurzen Periode unsicheren Tastens, zunächst zum spekulativen Rationalismus, der besonders durch die voreilige Verarbeitung fehlerhafter und unvollständiger Naturbeobachtung gezeitigt wurde, während in unseren Tagen wiederum innerhalb der Heilkunde, seitdem sie von der so glücklich führenden Naturwissenschaft gänzlich ins Schlepptau genommen ist, eine deutliche Neigung zu „materialistischen" Anschauungen hervortritt.

Es ist daher verständlich, wenn versucht worden ist, die Heilkunde von solchen ihr nicht zugehörigen, aber, wie es schien, von ihr unzertrennlichen Begleitern zu befreien, und darum sind fast zu allen Zeiten hervorragende Köpfe bestrebt gewesen, die Resultate der unmittelbaren Betrachtung der Dinge, von der die ärztliche Schlußweise auszugehen hat, mit dem Ergebnisse des Gedankens in seiner vollkommensten Form zu vereinbaren. Dies konnten sie jedesmal nur dadurch erreichen, daß sie die weitesten Horizonte, zu denen die Menschheit zu ihrer Zeit von ihren verschiedenen Aussichtspunkten aus gelangt war, miteinander in Beziehung setzten.

Zu diesen ausgezeichneten Geistern gehört Paul Julius Möbius.

Ist auch der gedachte Versuch heute minder schwierig und minder kühn als je zuvor, und haben auch bereits andere vor ihm ähnliche Höhen erreicht, so ist es doch heute, da der hervorragende Forscher und Denker nicht mehr unter uns weilt, von Belang, sich kurz zu vergegenwärtigen, was dieses Unternehmen voraussetzte und wie es dies voraussetzte.

Wir wissen, daß Möbius nicht von Hause aus Arzt war, daß er zunächst Theologie und Philosophie studiert hat. Das würde vielleicht an sich nicht sehr viel besagen, aber angesichts seiner glänzenden Begabung und des Ernstes, der ihn immer charakterisierte, wird man wohl nicht fehlgehen, wenn man annimmt, daß er von diesen mehrjährigen Studien viel gutes und wichtiges mitfortgenommen hat. Die Tatsache, daß er weder bei der einen noch bei der anderen Disziplin blieb, weist sogar mit einiger Deutlichkeit darauf hin, daß es ihm in der Hauptsache dabei um Erkenntnistheorie zu tun gewesen ist. Es ist daher wahrscheinlich, daß es ihn, als ihm in dieser Beziehung nichts mehr geboten werden konnte, nach einer andern Seite zog, von der er neue Aufklärung erhoffen mochte, und daß er sich aus diesem Grunde schließlich der Medizin zuwandte.

Sobald er einmal den festen Boden der unmittelbaren Empirie unter sich hatte, zeigte sich sogleich seine außergewöhnliche Begabung: rasche Übersicht, scharfe und sichere Beobachtung, unermüdliche Ausdauer in der Feststellung des Tatsächlichen, wohlbegründetes und vorsichtiges Urteil, außerordentliches Kombinationsgeschick. Während wir aus seinen Vorbereitungsjahren außer den üblichen Anfängerarbeiten und seinem militärärztlichen Handbuche nichts bemerkenswertes von ihm besitzen, begann er jetzt niederzulegen, was sein reicher Geist zuvörderst seinem ärztlichen und nervenärztlichen Blicke an wertvollem und neuem aufschloß. Eine lange Reihe trefflicher Schilderungen und Beobachtungen erschien seit 1879 in den „Memorabilien“, dem „Centralblatte für Nervenheilkunde“, der „Münchener medizinischen Wochenschrift“, dem von ihm selbst redigierten Blatte usw. Ferner entstanden seine in Fachkreisen hochgeschätzten Lehrbücher: „Diagnostik der Nervenkrankheiten“ (2. Auflage 1894) und „Abriß der Lehre von den Nervenkrankheiten“ (1893, J. M. Charcot gewidmet, in diesem Werk führte er eine neue Einteilung der Krankheiten des Nervensystems, jene nach den allgemeinsten Entstehungsursachen durch). Beliebt gewordene populäre Darstellungen seines engeren Gebiets hat er für Reclams Universalbibliothek („Das Nervensystem des Menschen“) und für Webers Illustrierte Katechismen („Die Nervosität“) abgefaßt.

Weitere Untersuchungen über die Pathologie und Therapie der Nervenerkrankungen und Neurosen legte er dann vorwiegend in der Serie „Neurologische Beiträge“ (fünf starke Hefte) nieder. Andere bedeutende Einzelforschungen hat er für Nothnagels Handbuch in den Abhandlungen über „die Basedowsche Krankheit“, über „den Kopfschmerz“, über „die Migräne“ und über „den umschriebenen Gesichtsschwund“ veröffentlicht. Seine hauptsächlichen Verdienste in der Neurologie besitzt er in der Lehre von der Hysterie, der Tabes, der Basedowschen Krankheit, der Neuritis und den Augenmuskelstörungen (Möbiussches Zeichen). Auch lehrte er uns in der von ihm so benannten „Akinesia algera“ ein interessantes neues und seltenes nervöses Krankheitsbild kennen (Deutsche Zeitschrift für Nervenheilkunde, 1891/92).

Seine Forschungen über die Basedowsche Krankheit sind außerdem von besonderer Wichtigkeit geworden, weil sie ihm den Grundgedanken zur Herstellung seines Antithyreoidins an die Hand gaben, eines Präparats, welches bereits seit einer Reihe von Jahren mit bemerkenswertem, oft auffallendem Erfolge therapeutisch zur Anwendung gelangt. Nachdem er längere Zeit vergeblich, zunächst mit der Milch, später mit Fleischpastillen thyreoidektomierter Tiere Versuche gemacht hatte, kam er schließlich (1902) mittelst des Serums dieser zu dem erstrebten Resultat.

Eine öffentliche philanthrope Tätigkeit entfaltete er dadurch, daß er zuerst den Anstoß zur Gründung von Heilanstalten für unbemittelte Nervenkranke gab (durch die Schrift „Über die Behandlung von Nervenkranken und die Errichtung von Nervenheilstätten", 2. Aufl. 1896, welche ein Programm für die Organisation großer Erholungsanstalten für Nervöse der breiten Schichten und die Grundlagen enthält, nach welchen allgemeinen therapeutischen Prinzipien die Beeinflussung und Beschäftigung der Patienten im großen und ganzen abgesehen von den eigentlichen medikamentösen und physikalischen Behandlungsmethoden zu gestalten ist und worin die Hygiene der Tätigkeit im weitesten Sinne, deren Begriff Möbius gemäß seinen theoretischen Anschauungen sehr weit faßte, besonders berücksichtigt wird). Auf seine Initiative hin erfolgte die Anlegung der Volksheilanstalt in Zehlendorf bei Berlin. Auch später hat er bei Begründung ähnlicher Anstalten — auch des Auslandes — tatkräftig mitgewirkt.

Möbius war länger als die letzten zwanzig Jahre seines Lebens alkoholabstinent. Trotzdem er persönlich den Standpunkt dieser vollkommenen Abstinenz vertrat, ist er doch in dieser Frage nicht sehr in die Öffentlichkeit getreten, da er hier eine Art vermittelnder Stellung einnahm, die Abstinenz wohl gut hieß und zu ihr riet, sie aber nicht kategorisch von jedem forderte.

Trotz seiner ausgiebigen Tätigkeit als Praktiker und Forscher in der Nervenheilkunde und der ausgedehnten Beschäftigung mit den verschiedensten menschlichen Wissensgebieten, zu der er teils durch sein eigenes Interesse hingezogen, teils durch die berufliche Berührung mit vielen geistig hochstehenden Schützlingen zum Zweck ihres besseren Verständnisses, sowie durch die besondere Sorgfalt, die er der von ihm hochgeschätzten Beschäftigungstherapie widmete, veranlaßt wurde, verlor er dennoch nicht die Übersicht über das ganze Gebiet der medizinischen Wissenschaft. Als erstem Redakteur von „Schmidt's Jahrbüchern der gesamten Medizin" blieb ihm nichts auch nur einigermaßen wesentliches fremd, was an medizinischen Gedanken und Vervollkommnungen in den Kulturländern geleistet wurde. Die Bibliographie des Blattes war sogar hochgeschätzt durch ihre besondere Reichhaltigkeit. Er hat für seine Zeitschrift viele Beiträge und Rezensionen geschrieben. In der

Kritik bewies er fast stets dieselben Vorzüge, die ihn auch sonst in der Literatur auszeichneten, viele seiner Bücherbesprechungen sind kleine Meisterstücke geworden. Seine Darstellungsart war fast immer fesselnd und anregend, oft glänzend, seine Schreibweise korrekt und schlicht.

Nachdem Möbius dergestalt auf das sorgfältigste den gesamten Bereich seines engeren Wissens durchmessen hatte, konnte es nicht Wunder nehmen, wenn er, nunmehr auf tiefer liegende Probleme stoßend, mit so vortrefflichem Rüstzeug versehen, die Grenzen seines geistigen Gebiets zu erweitern trachtete, war er doch auch von früher her gewohnt, die Welt noch mit anderem Auge anzusehen, als mit ausschließlich ärztlichem.

Es scheint, als wenn ein besonders starker Antrieb hierzu vornehmlich von seinen Untersuchungen über das Wesen der Hysterie ausgegangen ist.

Es gibt wohl keine Frage in der Nervenheilkunde, die so sehr zu einer über den klinischen Gesichtspunkt hinausgehenden Betrachtungsweise aufforderte, als das Kapitel vom hysterischen Willen und Gegenwillen.

Um in dieses Dunkel Licht zu werfen, zog Möbius zunächst den Begriff des „psychophysischen Parallelismus" heran, in Bezug auf welchen er sich seinem Lehrer Fechner, dem großen Psychophysiker, schon früher angeschlossen hatte.

Hiernach sind Psychisches und Materielles die Äußerungen zweier durchaus eigenartiger Erscheinungsreihen, die in ihrem ursprünglichen Wesen voneinander gänzlich verschieden sind. Es besteht aber eine gewisse Beziehung zwischen beiden, indem jedesmal eine Veränderung in der einen Sphäre mit einer entsprechenden in der andern verbunden ist. Was von außen gesehen Körper ist, ist von innen gesehen Seele, beide Sphären verhalten sich also im groben etwa zu einander wie die zwei Fassaden desselben Hauses, oder besser, wie zwei Zifferblätter derselben Uhr. Dies war wesentlich, denn die materialistische Anschauungsweise hatte die Ansicht formuliert, die psychischen Erscheinungen seien eine Art Funktion oder Begleitphänomen der materiellen Vorgänge im Organismus. Ist dies der Fall, so weiß man natürlich nichts weiteres über ihre Herkunft auszusagen, letztere interessierte deshalb die Vertreter dieser Theorie gewöhnlich auch gar nicht und eben dieses hinderte das psychologische Verständnis vielfach am Weiterschreiten.

Im Begriff, diese seine Auffassungsweise zu vervollständigen, erhielt Möbius einen starken Sukkurs von einer Seite, deren ungerechtfertigte Unterschätzung gemißbilligt zu haben, zu seinen Verdiensten gezählt werden muß, nämlich in der von Schopenhauer durchgeführten Darstellung der „Welt als Wille".

So sehr Möbius von der Nutzlosigkeit und Widersinnigkeit des alten scholastischen Wustes überzeugt war und so schonungslos er später selbst an Schopenhauer die Reste dieses Aufputzes herunterriß, so war er doch der erste, der anerkannte, daß die Philosophie, wenn sie sich einmal ernsthaft auf den Boden des Tatsächlichen stellt, zur Mitarbeit wohl berufen sei; und er hielt diese letztere geradezu für wünschenswert. Schopenhauers Verdienst, zu dem dieser bekanntlich auf dem Umwege über Kant gekommen war, wird ungeschmälert bleiben, wenn auch die gedachte Erkenntnis durch den von der parallelistischen Seite bereits angelegten Schacht selbständig hätte freigelegt werden können. Der Gewinn dieser Erkenntnis selbst kann füglich als ein bedeutsamer Moment in der Geschichte der Medizin bezeichnet werden: zum ersten Male seit den Tagen des Aristoteles und des Hippokrates sah der Naturforscher wieder eine Intention durch Welt und Natur ziehen, wohlgemerkt in der Richtung, in der er sich selbst bewegte, in eigener, nicht in fremder Perspektive.

Wir müssen hier bemerken, daß Möbius mit diesen voluntaristisch gefärbten Anschauungen durchaus nicht allein stand. Wie alle bedeutenden Gedanken gewöhnlich in mehreren Köpfen, wenn auch in jedem einzelnen wieder in anderer Form auftauchen, so war es auch hier der Fall. Schon um Fechners Zeit hatte Ch. Darwin seine Ansichten vom wechselnden Werden in der Natur als Evolutionstheorie bekannt gegeben. Stellte er hierbei auch lediglich mechanische Prozesse als wirkende Faktoren hin, so war doch ihr Endeffekt, eine jede dieser komplizierten Anpassungen, unzweifelhaft als sinnvoll anzusprechen. Nach Darwin waren indes die die Anpassung herbeiführenden Umstände rein zufällige. Der „Evolutionsgedanke“ hat sich inzwischen für die Entwicklung der meisten biologischen Wissenschaften als überaus fruchtbar erwiesen. Die Beobachtung indes, daß in manchen Fällen auch die Zufälligkeit des Anpassungsmechanismus in auffallender Weise durchbrochen erschien, hat es mit sich gebracht, daß er in jüngster Zeit bereits mehrfach durch den „Konvergenzgedanken“ ersetzt worden ist, nach welchem der Anpassungsmechanismus in gewissen Fällen ebenfalls als ein sinnvoller aufgefaßt werden kann, dergestalt, daß sogar das Endresultat einer Entwicklungsreihe wie ein von langer Hand vorbereitetes aussehen kann. Das merkwürdigste Beispiel in dieser Hinsicht liefert die außerordentliche Übereinstimmung im Bau der allmählich aus den Hydropolypen entwickelten Meduse mit der auf ganz andere Weise entstandenen sog. Staatsqualle. Auch auf rein psychischem Gebiete ist Analoges beobachtet worden. So hat die jüngste Wiener psychologische Schule ganz richtig darauf hingewiesen, daß gewisse abnorme psychische (und körperliche) Erscheinungen in ihrer Entstehungsweise in eigentümlicher Art mehrfach bedingt sein können, und dieses Verhalten vorläufig mit dem Ausdrucke „Überdeterminierung“ bezeichnet. Alle diese Denkweisen lassen eine deutliche Verwandtschaft mit den Möbiusschen Anschauungen erkennen.

Sehr wertvoll war, daß Möbius, bevor er an solche Untersuchungen heranging, eine sorgfältige und genaue Klärung gewisser wichtiger Begriffe und Begriffsgruppen vornahm. Dieser diente die klassische, 1891 erschienene Abhandlung über „die drei Wege des Denkens“. Er legte darin dar, daß die ursprüngliche naive (subjektive) Vorstellungsweise, die fast alles ausschließlich in Bezug zum Individuum betrachtet, und die wissenschaftliche (objektive) Art des Denkens, die die Dinge nur in Beziehung untereinander ins Auge faßt, sich gegenseitig zu ergänzen haben, und daß eine hauptsächliche Quelle der erkenntnistheoretischen Mißgriffe darin zu suchen sei, daß die erste Denkart einer Korrektur durch die zweite bedürfe und diese naturwissenschaftliche Denkart, deren Richtigkeit uns erst nach genügender Vertiefung und genauer Kontrolle ihrer Resultate gewährleistet werden konnte, erst heute zu Ende gedacht werden kann und erst jetzt imstande ist, die erste Art von ihren groben Fehlern und Ungenauigkeiten hinreichend zu befreien. Er nannte nun die so entstandene Art des Denkens die transsubjektive und er räumte ein, daß es eine metaphysische oder metaphysikalische sei. Er hatte auch nichts dagegen, wenn man ihn einen Metaphysiker nannte, hegte allerdings stets die Besorgnis, von den ungenügend Unterrichteten mit den Metaphysikern der vorparallelistischen Zeit zusammengeworfen zu werden, deren „Systeme" nicht der Beobachtung der Tatsachen, sondern rationalistischer Spekulation ihre Entstehung verdankten und die er deshalb als „Theoretiker" bezeichnete. Im ganzen hatte er die Hoffnung, daß, wenn auch die naturwissenschaftliche Denkart nicht alles leisten könne — er wies mit Recht darauf hin, daß schon die Annahme, in der wir im Nebenmenschen eine uns ähnliche „Seele" voraussetzen, wissenschaftlich nicht beweisbar sei und daß sich dies durchaus nicht von selbst verstehe, wie eigene Theorien gezeigt haben — daß dennoch die wissenschaftliche und die natürliche Denkweise in ihrer entsprechenden Wechselwirkung vereint die Grenzen unserer Erkenntniß noch sehr weit auszudehnen geeignet sein werden.

Seine Abschlußvorstellungen über diesen Gegenstand hat der Autor u. a. in dem Schlußartikel des ersten Heftes der Neurologischen Beiträge, „Grundansichten", ausgeführt, weiteres darüber findet sich in seinen Gesprächen „über Religion" und „über Metaphysik" und anderen, später zum Teil in dem Bande „Im Grenzlande" zusammengestellten Aufsätzen, sowie in der „Stachyologie" benannten Sammlung, die er dem Andenken Fechners gewidmet hat, dem er seine hohe Verehrung außerdem dadurch bezeugte, daß er ihm im Leipziger Rosental ein Denkmal setzen ließ.

Andere ausführlichere Darlegungen seiner Ansichten gab er später in den kritischen Abschnitten seiner Monographien über die Philosophen.

Die biologische Schulung gestattete Möbius, nachdem er Klarheit der einschlägigen Begriffe erlangt hatte, sogleich einen

Schritt über die alte Endstaffel Schopenhauers hinauszutun. Während dieser nämlich immer nur vom „blinden“ Willen gesprochen und daraus die ergiebigste Quelle für seine gewaltigen und endlosen Anklagen gegen Welt und Leben gezogen hatte, erkannte Möbius sofort, daß wenigstens beim normalen Organismus und unter normalen Verhältnissen der Wille durchaus nicht blind ist, sondern hier stets die Form eines zielstrebigen, je nach Art und Entwicklungsstufe der Organisation verschiedenen, gesetzmäßigen „Triebes“ annimmt.

Von jeher hatte die Scholastik vor dem Willensbegriffe mit einer gewissen Ehrfurcht Halt gemacht. Bei jedem Definitionsversuch dieses Seelenvermögens trat zu tage, daß eine weitere Erklärung unmittelbar auf eine krasse Petitio principii hinauslaufen müsse. Das Problem erschien nicht weiter angreifbar. Da kam von der psychiatrischen Seite neues Licht in das Rätsel.

Ein großer Teil der von geistigen Erkrankungen befallenen oder mit geistigen Abnormitäten behafteten Individuen zeigt nämlich schon bei oberflächlicher Betrachtung deutliche Besonderheiten des Willens- und Trieblebens in qualitativer und quantitativer Hinsicht im Verhältnis zu den das Gros der Menschen bildenden psychisch Gesunden. Wie nun so oft ein Spezialfall dadurch, daß er bestimmte Einzelheiten der Norm stärker hervorspringen läßt, zu ihrem besseren Verständnis geeignet ist, so illustrierte auch hier die Ausnahme die Regel und es ergab sich zuvörderst, daß das Gebiet der normalen Willensregungen und -äußerungen einen außerordentlich großen Komplex umfaßt und daß man hier zunächst wieder an einem Anfange stand. Da aber gleichzeitig die praktischen Aufgaben den Psychiater vorwärts drängten, so mußte man bei der Beurteilung häufig derart verfahren, daß man den fehlenden Maßstab im konkreten Falle per exclusionem zu gewinnen suchte, und da es sich gleichzeitig auch fast stets um Befunde aus anderen Untersuchungsgebieten handelte, besonders auch körperliche und funktionelle, so bekam man dadurch eine große Reihe wertvollen Beobachtungsmateriales in die Hand. Hochwichtig war nun einmal, daß man bei der Ordnung und wissenschaftlichen Verarbeitung dieses Materials sofort wieder auf den psychophysischen Parallelismus stieß, indem sich herausstellte, daß eine überaus große Zahl von Fällen von inneren (psychischen) Abnormitäten mit ebensolchen, anscheinend gesetzmäßig auftretenden äußeren (morphologischen) verbunden war. Das zweite, beinahe noch wichtigere Ergebnis dieser Betrachtung war indes jenes, daß, insofern die körperlichen Merkmale bereits im Keime des Individuums angelegt sein müssen, auf der andern Seite wiederum während des ganzen Lebens des Individuums keiner Veränderung unterworfen sein können, auch die ursprüngliche psychische Beschaffenheit des Betroffenen bereits aus der Anlage herstammen müsse und keinen wesentlichen Veränderungen zugänglich sein könne. Die große Gruppe der Erscheinungen, die solche Zusammenhänge bei der Nachforschung erkennen ließen, faßte man zunächst ganz allgemein unter dem Begriffe „Entartung“ zusammen.

Als Möbius an das Studium der Entartungserscheinungen heranging, fand er bereits die Vorarbeiten Morels und Magnans auf diesem Gebiete vor. Er schloß sich in der Folge besonders an letzteren an, übersetzte auch seine „Psychiatrischen Vorlesungen“ ins Deutsche (1891—93), wozu eine Auseinandersetzung zwischen beiden Autoren hinsichtlich der Auffassung der Wahnbildung J. J. Rousseaus, über den Möbius kurz vorher die bekannte Schrift veröffentlicht hatte, die Veranlassung gab.

Möbius' Entartungsbegriff hat, wie er selbst sagt, „ein der Zukunft zugewandtes Gesicht“. Er verstand unter Entartung im allgemeinen „Abweichungen vom Typus, die Abweichungen vom Typus beim Erzeugten bewirken oder überhaupt die Nachkommenschaft schädigen können“, gleichgültig, ob diese erworben oder selbst ererbt seien. Die erworbene Entartung könne durch Auffrischung mit gesundem Blute ausgeglichen werden, die ererbte könne es zwar auch werden, führe aber häufig zum Erlöschen der betreffenden Geschlechterfolge. Schwierig zu fassen, aber ganz besonders wichtig sind die leichten Grade der Entartung. Die Entartung befällt, von einigen allgemeinen konstitutionellen Schädigungen, wie der Tuberkulose abgesehen, stets auch gleichzeitig das Nervensystem und seine Funktionen. Möbius erkannte sogleich, wie wichtig nun die Unterscheidung zwischen den direkten Äußerungen der ursprünglichen Anlage und den Folgeerscheinungen der äußeren schädlichen Einflüsse sei und er schuf deshalb für diese zwei scharf umschriebenen Gruppen der Morbosität die seitdem in der gesamten Pathologie so geläufig gewordenen Bezeichnungen „endogen“ und „exogen“. Die Entartung begreift nun nicht nur die gesamten endogenen Abnormitäten, sondern auch alle exogenen Phänomene, soweit sie durch den endogenen Defekt gleichzeitig vorbereitet oder befördert werden, d. h. durch Schädigungen des Keims mitbedingt sind. Die körperliche Entartung weist stets auf die psychische hin, und so trifft der unbefangene Laienblick oft intuitiv das richtige, wenn auch nur im groben, durchaus nicht immer im einzelnen.

Da die psychischen Vorgänge nicht in so feste Formen gegossen sind, wie die morphologischen Eigenschaften, sondern fluktuieren, so ist es leicht begreiflich, daß auch die psychischen Äußerungen der Degeneration nicht beständig sind und wechseln können. Am deutlichsten zeigt dies das hysterische Krankheitsbild, aber auch die meisten Geisteskrankheiten „mit günstiger Prognose“ sind als solche temporäre „Syndrome“ im Sinne Magnans aufzufassen. Diese sekundären Erscheinungen sind dasjenige, was bei der Entartung gewöhnlich am meisten ins Auge springt, es ist aber eben das unwichtigere, unbedenklichere. Die Hauptsache des ganzen Sachverhalts ist der Grundzustand, der für solche Episoden eine stets ergiebige Quelle abgibt. Man hat ihn mit den Ausdrücken Disäquilibriertheit, Instabilität, Disharmonie der Persönlichkeit bezeichnet.

Möbius' ausgedehnte Konsultationspraxis, in der es sich in der Hauptsache um das große Heer der Neurosen und der Psychoneurosen handelte, brachte es mit sich, daß er mit den „mittleren und leichten“ Fällen der Entartungserscheinungen besonders stark in Berührung kam, und diese interessierten ihn daher mehr, als ihre schwereren Grade, die wir z. B. oft beim Verbrechen, bei der Idiotie und andern tiefer eingreifenden Störungen des organischen und psychischen Wesens des

Menschen vorfinden. Namentlich war ihm schon früh die Eigenart der von nervosen Gebresten in erhöhtem Maße heimgesuchten sehr begabten, besonders der einseitig begabten Menschen aufgefallen. Nachdem er einmal die Hauptgesetze der Degeneration klar erfaßt hatte, durfte er nicht zögern, auch diese oft seltsamen Naturen in ihrem eigenen Interesse im Lichte der gewonnenen Erkenntnis zu betrachten. Zudem war die „dégénérescence supérieure", die „Entartung nach oben", damals bereits eine von anderer Seite vielfach erörterte Frage geworden. Trotzdem er also hier wiederum Vorarbeiten antraf, ging er doch in diesen Dingen vorwiegend seine eigenen Wege. Er blieb im ganzen unabhängig von der italienischen Schule, wie sehr er auch bei den verschiedensten Gelegenheiten betonte, daß auch diese auf einem guten Wege sei, und trotzdem er ihr näher gestanden hat, als man in weiteren Kreisen annahm.

Von seiner oben erwähnten Einsicht in die Beschaffenheit der Triebe ausgehend kam er zu dem Schlusse, daß die starke geistige Leistung nicht nur Intellekt, sondern auch einen entsprechenden Willen voraussetze, ja, er hielt den Intellekt sogar lediglich für einen Willen, der nicht aut das Objekt, sondern auf die Vorstellung des Objekts, ihren Stellvertreter (Repräsentanten) gerichtet sei, kurzgesagt für eine Form des Denktriebs. Näheres hierüber hat er besonders in der Monographie über Schopenhauer niedergelegt, in der er sich mit dem Philosophen darüber auseinandersetzt, daß dieser die Welt in Wille und Vorstellung zerrissen habe. Schon früher hatte er den Charakter des Menschen als eine bestimmte Gruppe verschiedenartiger und verschieden starker Triebe aufzufassen sich bemüht, jetzt bemerkte er an der Hand dieser Erwägungen, daß die außergewöhnliche Leistung das Resultat eines eigenartigen Wettstreites der Triebe sein müsse. Da nun die normale Beschaffenheit des Menschen, wie die genügend vorgeschrittene psychiatrische Erfahrung im einzelnen lehrt und eigentlich schon der Blick ins alltägliche Leben im groben erkennen läßt, keinerlei sehr besonders hervorspringende Triebrichtungen bekundet, so durfte er hoffen, aus dem eingehenderen Vergleiche der genialen Menschen mit der Norm neue Aufschlüsse und Gesichtspunkte von umfassenderer Wichtigkeit schöpfen zu können.

Er forschte nun nach den hereditären Verhältnissen bei den genialen Menschen, nach ihren näheren Lebensumständen, besonders Erkrankungen, und suchte sich, so weit er es vermochte, ein Bild von ihrer besonderen Leistung zu entwerfen. Hauptsächlich aber war für ihn von Belang, ob körperliche Degenerationszeichen vorhanden gewesen seien.

Bei der Erwähnung des Entartungsbegriffs war bemerkt worden, daß, abgesehen von einigen allgemeinen Konstitutionskrankheiten, jedes Mal das Nervensystem von der Schädigung mitbetroffen wird. Die Hauptmasse dieses wichtigsten Körpergewebes befindet sich in der Schädelkapsel. Daß das Gehirn der Träger der psychischen Erscheinungen ist, wird auch von den Pathologen und Biologen, die nicht Parallelisten sind, zugegeben. Auch daß Abnormitäten der Schädelbildung in weitem Umfang mit psychischen Abnormitäten des Individuums einhergehen können, wird ziemlich allgemein angenommen. Was aber das Verhältnis zwischen Gehirn und Schädelform betrifft, so sind viele der Ansicht, daß der Schädel durch das Wachstum bald diese, bald jene Gestalt annehmen könne. Welche Form sich schließlich dabei herausstelle, sei im Grunde ziemlich gleichgültig und, warum es so komme, wisse man nicht Andere meinen dagegen, daß das Gehirn als Gewebe höchster Dignität auf Grund eigner Entwicklungsbedingungen einer bestimmten Wachstumsgrenze zustrebe und daß sich der Schädel dabei nach ihm zu richten habe, so daß, wenn Gehirn und Schädel fertig seien, letzterer gewissermaßen eine angepaßte Hülle darstelle, die im groben seine Form und Größe wiederhole. Dieser Überzeugung war auch Möbius. Zwar hatten nun die Italiener in der beregten Frage im einzelnen bereits auf den Zusammenhang von psychischen Anomalien mit allgemeinerer mangelhafter Entwicklung bestimmter Gehirn- und Schädelteile, z. B. an der Frontalpartie, hingewiesen, aber diese Ermittelungen waren ihm wohl zu summarisch und die extremen Befunde interessierten ihn, wie gesagt, überhaupt wenig. Seine Stärke lag vorwiegend in dem kombinatorischen Sehen, das ihn bereits bei der Durchforschung der Nervenpathologie so glücklich geführt hatte, und hiermit hängt es auch zusammen, wenn er manches nicht gerechtfertigte oder allzu überlegene Wort gegen die Messungsmethoden geäußert hat. Zu dieser Anlage kam wohl auch ein gutes Gedächtnis für konfigurative Verhältnisse. Er suchte nun mit den ihm erreichbaren Hilfsmitteln nach tieferen Gesetzmäßigkeiten im Schädelbau und indem er seine Beobachtungen und Eindrücke verglich und vervollständigte und indem er sie wieder mit seiner Trieblehre in Verbindung zu bringen suchte, sah er sich plötzlich dem bereits halb vergessenen Gall gegenüber.

Den ersten direkten Anstoß zu der neuen Richtung seiner Forschungen gab ihm das Erinnerungsbild an die Form der Umrandung des äußeren oberen Augenhöhlenrandes linkerseits bei seinem Großvater August Ferdinand Möbius, der Professor der Astronomie und Direktor der Leipziger Sternwarte war*). Er war sehr überrascht, als er zu der Kenntnis gelangte, daß Gall eben diese Stelle als Sitz des „mathematischen Organs" bezeichnet hatte. Er bemühte sich nun, sich weiter über den Gegenstand zu unterrichten, zunächst durch Untersuchung und Betrachtung der Köpfe mathematisch Begabter, deren Bekanntschaft ihm zu machen möglich war, weiterhin dadurch, daß er sich alle ihm erreichbaren Abgüsse, Nachbildungen und Abbildungen berühmter sonstiger Mathematiker verschaffte. An diesem ziemlich großen Studienmaterial hat er Galls Behauptung im ganzen, im einzelnen oft auffallend, bestätigt gefunden und den erhaltenen Befund im besonderen selbst noch weiter ausgeführt. Er war so überzeugt von der Richtigkeit seiner Beobachtung, daß er nicht Bedenken trug, die sonst als „kapitolinischen Aeschylus" bezeichnete Herme, die offenbar mit großer Naturtreue gearbeitet ist und an der betreffenden Stelle am linken äußeren oberen Augenhöhlenrande eine allerdings ganz außerordentliche Hervorwölbung, sowie überdies das ausgesprochene Merkmal des „mechanischen Sinns" besitzt, auch etwa der entsprechenden Epoche entstammt, in den „Neuen

*) Infolge der Aushebung des alten Johannisfriedhofes in Leipzig hatte Möbius in der letzten Zeit Gelegenheit, das Kopfskelett seines Großvaters genau zu untersuchen. Er hat darüber im Anhange seiner Arbeit über Gall eingehend berichtet.

Jahrbüchern für das klassische Altertum" (1900, 1. Abt., Bd. V) für einen Archimedes zu erklären.

Seine Untersuchungen über die mathematische Begabung, die ihm selbst abging, hat er in seinem Werke „Über die Anlage zu Mathematik" (2. Aufl. 1907) zusammengestellt.

Indem er nun in der gedachten Betrachtungsweise vorwärtsschritt, ermittelte er, daß auch ein größerer Teil der übrigen „Organe" Galls vorhanden sei und daß Gall namentlich über die Schädelbildung der Künstler viel zutreffendes gesagt habe, besonders hinsichtlich der bildnerischen, dichterischen und mechanischen Beanlagung, auch der musikalischen. Die Übereinstimmung ist aber hier geringer als beim mathematischen Talent und im einzelnen hat Möbius manches anders gefunden. Nach seiner Ansicht ist der Besitz der betreffenden besonderen Gehirnanlage für die entsprechende Leistung nötig, letztere kommt natürlich dadurch noch nicht zu stande. Zu dem Rückschlusse aus dem negativen morphologischen Befunde hatte er viel Vertrauen. Bezüglich der Künste hat er seine Ergebnisse in dem Buche „Kunst und Künstler" (1901) veröffentlicht, in welchem er gleichzeitig seine eigenen geistvollen und originellen Gedanken über das Wesen der Kunst ausgesprochen hat.

Möbius sah also in den ausgesprochenen Talenten Formen eines bestimmten Triebs, die angeboren und in der Organisation des Individuums begründet seien, daher sich vielfach auch unter widrigen Verhältnissen entwickeln, oft bereits sehr früh hervortreten, den ganzen Menschen mit allen seinen Interessen und Bestrebungen in Anspruch nehmen können, in anderen Fällen freilich der Hilfe äußerer Anregung zu bedürfen scheinen, oft deutliche hereditäre Gesetze erkennen lassen. Versuche ausschließlich durch Erziehung und Unterricht Talent zu machen bleiben erfolglos. Nach Maßgabe der fast unübersehbaren Kombinationsmöglichkeit in dem qualitativen und quantitativen Nebeneinander der verschiedenen angeborenen und erworbenen Eigenschaften ergeben sich nun die Leistungen des betreffenden Künstlers, Forschers usw. im Leben. Die Wirkung des Milieus kann wichtig hierfür werden, muß es aber nicht. Die Begabung mit Talenten ist bei der jetzigen Menschheit, von den sehr hohen Graden vielleicht abgesehen, wohl ziemlich häufig, wahrscheinlich aber beträchtlich reichlicher, als der kurze Blick und die Einseitigkeit der meisten heutigen Erzieher anzunehmen geneigt ist. Es ist indeß nicht möglich, ein Talent dauernd in einer Geschlechterfolge zu erhalten, es verschwindet bald früher, bald später wieder aus der Familie oder wird durch ein anderes ersetzt. Die hohen Grade der Begabung gehen häufig mit tiefgreifenden allgemeinen Störungen im gesamten Wesen des Individuums einher.

Auch hinsichtlich einiger anderer sogleich weiter zu besprechender Triebe hat Möbius Galls Ansichten zugestimmt. Wie weit er diesem in den morphologischen Details überhaupt gefolgt ist, geht nicht deutlich hervor, offenbar war er noch vielfach mit Nachprüfungen beschäftigt. Seine sonstige Stellung zu Gall hat er in dem Werke über „Franz Josef Gall" präzisiert (1906), welches sich nicht etwa mit einer psychologischen Analyse Galls, sondern in der Hauptsache mit der Bedeutung seiner verschiedenen Lehren, namentlich auch der nichtphrenologischen, und ihrer Geschichte beschäftigt.

Eine besondere Klasse seiner Werke bilden die größeren „Pathographien" über Rousseau, Goethe, Schopenhauer und Nietzsche (Band I—V der „Gesammelten Werke"). Es handelt sich in dieser Gruppe um die Schilderung des Wesens und Wirkens von Genialen, auf deren eigenem Schaffensgebiete er sich selbst Sachkunde zusprechen konnte, Goethe gegenüber als Psychologe, gegenüber den anderen als Erkenntnistheoretiker. In allen diesen Darstellungen handelte es sich um deutliche Entartung nach oben, die indes mit relativ geringfügigen Syndromen einherging, um leichte Fälle im klinischen Sinne. Nur bei Nietzsche komplizierte sich die Analyse durch das Auftreten einer psychischen Störung in der letzten Periode, welche auf die geniale Leistung selbst nicht ohne Einfluß bleiben konnte. Für alle diese Geistesgrößen empfand er gleichzeitig warme Verehrung und Sympathie, trotz mancher scharfen Worte gegen Schopenhauer und Nietzsche, wenn er meinte, schwerwiegende Irrtümer bekämpfen zu müssen. Nietzsche hat er es zur besonderen Verdienstlichkeit angerechnet, daß dieser den Kern des Problems der Entartung, die er Dekadenz nannte, richtig erkannt hatte. Goethe und Schopenhauer fühlte er sich immer zu großem Danke verpflichtet.

Kleinere, mehr klinisch gehaltene pathographische Bilder gab er in den Abhandlungen über Robert Schumanns und Victor von Scheffels Krankheit.

Möbius' letztes größeres Werk sind die „Beiträge zur Lehre von den Geschlechtsunterschieden". Er hatte in dieser Serie hauptsächlich, wenn auch durchaus nicht ausschließlich, im Sinne auf weiterer biologischer Grundlage die Fragen nach der Beschaffenheit und der Verknüpfung des Trieblebens, besonders auch des niederen Trieblebens mit der morphologischen Organisation der höheren Lebewesen näher zu erörtern und von der Erwägung ausgehend, daß bereits die Zweiteilung der Geschlechter eine sehr bedeutende und wichtige Verschiedenheit der Eigenschaften und Anlagen des Individuums bedingt, wählte er diese gleichzeitig selbst zum Maßstabe der Untersuchung.

Trotz aller Gegnerschaft gegen Darwin im einzelnen, die er besonders im Punkte der Selektionstheorie bezeigte, deren Berechtigung er nach seiner ganzen Anschauungsweise ablehnen mußte, hat Möbius in der Hauptsache an der Entwicklungslehre und an der weiten Blutsverwandtschaft des Organischen auf der Erde nie gezweifelt. Er selbst war nicht nur ein großer Kenner der menschlichen Seelenvorgänge, sondern er hatte auch ein feines Verständnis für die Tierpsyche und war ein großer Tierfreund, der zeitweise fast täglich im Leipziger zoologischen Garten anzutreffen war. Seine Beobachtung der Tierseele hat auch einen wesentlichen Anteil der Antipathie verschuldet, die er der sog. Assoziationspsychologie entgegenbrachte, denn er erfuhr dadurch, daß auch das sinnvollste vom Organismus vorgenommen werden könne, ohne daß es sich als solches dem Intellekte selbst darstellen muß und daß dies häufig erst nachträglich vermittelst des Gedächtnisses zu geschehen braucht. Größere planmäßige Vorarbeiten über die Psychologie der Tiere fand er nicht vor, er mußte sich an das allerdings einigermaßen reichlich vorhandene naturgeschichtliche Material halten, wobei ihm vor allem der Meister der Tierkunde, A. Brehm, als Gewährsmann diente. Er beschränkte sich in diesen Untersuchungen auf die Sauropsiden, die Warmblüter, da diese in ihrer Organisation dem Menschen nahe stehen und mehr oder minder deutliche psychische Rudimente aufweisen, und er legte ihnen als Direktive zunächst eben den Begriff des Triebes zu Grunde. Dies geschah mit umso größerem Vorteil, als das Triebleben der Tiere sich meistens besonders klar und durchsichtig abspielt.

Als wichtigste Triebe der Tiere erscheinen Nahrungstrieb, Todesfurcht, Geschlechtstrieb. Das Männchen pflegt durch Kampflust und starken Geschlechtstrieb besonders gekennzeichnet zu sein, damit hängen bei ihm zusammen Stolz und Eitelkeit, Tanz- und Tontrieb; dem Männchen ist ferner ein höherer Grad von Vervollkommnungsfähigkeit der psychischen Anpassung eigen (höhere Intelligenz). Das Weibchen besitzt hingegen starke „Kinderliebe", starken Geselligkeitstrieb und häufig erhöhten tierischen „Bausinn" (der „Bausinn" als Gabe beim Menschen dagegen ist eine neue Erwerbung des Mannes).

Die Kampflust (Zorn) erscheint als ein dem tierischen Männchen und dem Manne als solchem zukommender Zug und soll nicht in direkter Beziehung zum Geschlechtstriebe stehen. Die Brunstkämpfe seien wohl ein Ausdruck hiervon, aber nicht der einzige. Die Todesfurcht erscheint beim Weibe und beim tierischen Weibchen stärker: der Jagd fallen ständig mehr Männchen zum Opfer als Weibchen und auch der Mann gefährde sich im Leben leichter und öfter.

Die beinahe überall anzutreffende größere Kraft und Stärke, sowie das stattlichere Aussehen der männlichen Individuen im Tierreich wird von Möbius etwa kurz als Ausdruck einer bei diesen bestehenden allgemeinen dynamischen, resp. trophischen Energiesteigerung aufgefaßt. Die Zuchtwahl tue es in der Hauptsache nicht. Die Kampflust lasse weder Hörner noch Wehrzähne wachsen, noch sei es umgekehrt, sondern Waffen und Kampflust seien, wo sie zusammen zur Beobachtung kämen, ohne Primat vorhanden und auch die wehrfähigen Weibchen zeigen oft stärkere Kampflust.

Der männliche Schädel ist fast immer größer und schwerer als der weibliche, Ausnahmen bilden die Raubvögel und manche Meeressäugetiere, bei denen das Weibchen das Männchen an Größe erheblich übertrifft.

Die Sinnesorgane des Männchens sind nicht schärfer. Bei vielen kleineren Tieren, bei Hunden und Affen sind die Unterschiede in der Schädelkapazität gering oder fehlend. Beim Menschen ist die Differenz an Aussehen, Gewicht und Inhalt zwischen Männer- und Frauenschädel kleiner als bei den meisten Tierrassen, namentlich auch den Anthropoiden. Der männliche Sauropsidenschädel ist — von den sekundären Formverschiedenheiten abgesehen — gekennzeichnet durch stärkeres Gebiß, stärkere Muskelansatzstellen (beim Menschen besonders durch stärker entwickelten Processus mastoideus), stärkere Knochenauflagerungen, resp. Höhlenbildungen, bei vielen Tieren auch durch besondere Zahnbildungen und Auswüchse, wenn auch durch diese nicht allein.

Beim Menschen wachse der Umfang des annähernd normal geformten Kopfes im allgemeinen mit den geistigen Kräften des Individuums. Unter „geistigen Kräften" begreift Möbius nicht aussschließlich die Intelligenz, sondern „Intellekt und Wille". Abnorme Kopfformen (z. B. Turmschädel), ferner solche, bei denen bestimmte Gehirnanteile auf Kosten anderer ausgebildet sind, entziehen sich diesem Gesetze, sind aber selten. Das relative Gehirngewicht ist für die Vergleichung nicht von Belang, das Verhältnis von Gehirngewicht und Körpergröße von nur geringer Bedeutung, da beim Erwachsenen die Kopfgröße sich durchaus nicht nach der Körperlänge zu richten pflegt. Beim Menschen ist der größte Umfang des Kopfes ein ziemlich sicherer Maßstab für die Größe des Gehirns. Eine zur Bestätigung des obigen Satzes vom Wachsen der geistigen Kräfte zusammengestellte statistische Übersicht von sechshundert Kopfumfängen von Männern, die außergewöhnliche Leistungen gezeigt haben (den Büchern eines renommierten Hutmachers entnommen), läßt in der Tat ein auffallendes Vorwiegen der großen Zirkumferenzen erkennen. Möbius war der Ansicht, daß ein Schädelumfang von weniger als 53 cm beim Manne etwas pathologisches sei. Rücksichtlich der Frauenköpfe hatte er nach einer kleineren Anzahl Messungen an Patientinnen angenommen, daß auch bei einer hochgewachsenen Frau ein Umfang von 51 cm noch der Norm angehört.

Der Ausdruck dieses morphologischen Unterschiedes zwischen Mann und Weib, der, wie gesagt, bereits fast durchgängig in der Tierreihe zu Tage tritt, ist ein gewisses — wohlgemerkt durchschnittliches, nicht für den einzelnen Fall geltendes — Minus in der geistigen Leistungsfähigkeit des Weibes gegenüber dem Manne. Dieses zeigt sich besonders im konstruktiven Denken, in der Synthese, und hierin besteht in der Hauptsache das, was Möbius den „physiologischen Schwachsinn" des Weibes nannte. Die wesentliche Bedeutung dieses Sachverhalts für gewisse Tagesfragen veranlaßte ihn zu der Abfassung der Abhandlung, die diesen Titel führt und seitdem weithin bekannt geworden ist (8. Aufl. 1907). Da man in größeren Kreisen von Möbius' Arbeitsgebiet und Arbeitsweise nichts wußte, so faßte man diese allenthalben zunächst affektiv auf und hielt sie für eine Tendenzschrift, man glaubte dadurch bestimmte moderne Ideale gefährdet und hörte sozusagen nur das Nein dabei heraus. Hierdurch wurde der Kern der Frage leider stark verschoben, er ist aber inzwischen auch durch die Bemühungen einsichtiger Frauen wieder zurückgewonnen worden. Möbius hat das Auftreten stärkerer Begabung bei Frauen nie in Zweifel gezogen und sogar oft auf die Bedeutung der weiblichen Intelligenz für die Erzeugung hochbegabter Söhne hingewiesen, auch soviel er konnte, jede Art von geistiger Fähigkeit bei Frauen, sobald er es als dem Interesse der Individualität dienend betrachtete, zu fördern und auszubilden sich bemüht; das konnte ihn aber darin nicht beirren, daß die psychischen und physischen Veränderungen, mit denen die stärkeren Grade von Begabung einherzugehen pflegen, im Interesse der Nachkommenschaft oft nicht wünschbar sind. Die Erscheinung, daß der Genius häufig dort auftritt, wo Geschlechterfolgen im Erlöschen begriffen sind, ist ein deutlicher Hinweis darauf, daß auch dieser ein Endprodukt darstellt und mit der Erhaltung der Art nichts mehr zu tun hat. Liegen die Dinge auch nicht immer so ausgesprochen, so sind doch oft genug Vorstufen für solche Verläufe vorhanden und die ererbte Abartung ruft oft die eigentümlichsten Naturen ins Leben, von denen recht viele sich zeitlebens selbst und der Welt unnütz oder zur Last sind.

Großen Fleiß hat Möbius auf die Erforschung des Triebes zur Pflege der Nachkommenschaft (Kinderliebe) verwendet.

Bei den weiblichen Tieren der beiden oberen Wirbeltierklassen findet sich ziemlich konstant ein Hervortreten der medialen hinteren Scheitelbeingegend in Form einer „Bosse“. Bei den Primaten rücke infolge der Knickung der Cerebrospinalaxe und der damit verbundenen Verlagerung des Kleinhirns unter die Hinterhauptslappen diese Bosse in den Winkel der Lambdanaht, so daß hier der weibliche Schädel verlängert erscheint. Die Kinderliebe kommt in abnorm starkem Maße auch bei degenerierten Männern vor, falle oft ganz weg bei degenerierten Weibern (variiere also nach den sexuellen Zwischenstufen), und nach diesem wechselnden Auftreten soll nun auch das „Organ“ in Form und Ausdehnung schwanken. Zur Illustrierung dieses Sachverhaltes hat Möbius eine beträchtliche Zahl Schädel von männlichen und weiblichen Tieren gesammelt. Für den Menschen ist das geschilderte Verhalten übrigens neuerdings von anatomischer und anthropologischer Seite sicher nachgewiesen worden; die psychologische Deutung des Befundes ist natürlich wieder eine Sache für sich.

Rücksichtlich des Geschlechtstriebes hatte Gall behauptet, daß bei starker sexueller Anlage beim Manne die Schuppe des Os occipitale in dem an das Foramen magnum grenzenden Anteil gewölbter, bei fehlender oder geringer flacher sei. Ändere sich das sexuelle Verhalten, z. B. durch Kastration, so ändere sich auch das morphologische. Bei einseitiger Kastration, z. B. infolge pathologischer Prozesse, atrophiere die gegenüberliegende Seite des Schuppenanteils und ebenso die entsprechende Kleinhirnhälfte.

Daß das Kleinhirn in besonders naher Beziehung zum Geschlechtstrieb (namentlich beim Manne) stehe, würde sich mit seiner vorwiegend auf Sthenik, Statik und Dynamik des Körpers gerichteten Funktion wohl vereinigen lassen. Damit ist an eine sehr alte, empirisch gewonnene Ansicht wieder angeknüpft worden, nach der ein starkes Hinterhaupt, starke Nackenmuskulatur und starke Muskelinsertionen am Hinterhaupt (Stiernacken) als Merkmal eines starken Geschlechtstriebes zu gelten hat.

Der Betrachtung des Kastratenskeletts läßt sich noch weitere Erkenntnis von hoher wissenschaftlicher Bedeutung entnehmen. Der Ochse übertrifft den Stier an Größe und ebenso viele Eunuchen den Mann. Die frühe Kastration bewirkt nämlich, daß die Verknöcherung der knorpligen Skeletteile und Nähte zu einer späteren Zeit als gewöhnlich eintritt, deshalb hört das Knochenwachstum an den meisten Körper-, besonders Röhrenknochen hier später auf. Trotzdem nun die Nähte bei ihnen später verknöchern, bleibt dennoch der Schädel der kastrierten Tiere und Menschen kleiner. Also muß der Fortfall der Keimdrüse einen hemmenden Einfluß auf die Entwicklung des Gehirns bedeuten, nach welchem sich der Schädel im Wachstum offenbar zu richten hat. Dieser Zusammenhang, den bekanntlich Virchow bei Gelegenheit seiner Untersuchungen des Schädels der Kretinösen umgekehrt dargestellt hatte, kommt der weiteren Begründung der Gall-Möbiusschen Ansichten sehr zu statten.

Die Verminderung der Körperkraft bei den Eunuchen soll besonders damit zusammenhängen, daß der Brustkasten schmächtiger wird, und nach Beobachtungen an Tieren soll auch das Herz kleiner und schwächer bleiben. Dies würde dann mit der am Schädel ermittelten Tatsache übereinstimmen: Schluß des Knochenhüllenwachstumes ohne Not, wenn der Inhalt die Grenze seiner Entwicklung erreicht hat. Der Nachweis, daß die Leistungen des Gefäßsystems verringert werden, würde in weit mehr als physiologischer Beziehung von Wichtigkeit sein, da eine enge Verknüpfung der allgemeinen Gefühlssphäre und der Cirkulationsvorgänge besteht. Daß bei Mensch und Tier das psychische Verhalten durch die Kastration in früherm Alter beeinflußt wird, ist eine seit jeher wohlbekannte Erscheinung.

Dieser Ausblick leitet wiederum zu einer neuen, sehr wichtigen Frage hinüber, nämlich der der Wechselwirkung des Physischen im Organismus und des Affektlebens, welche in engster Verbindung mit dem von Möbius so glücklich behandelten Phänomen des Trieblebens steht.

Möbius hat bei den vielen Gelegenheiten, die ihn mit den affektiven Erscheinungen in Berührung brachten, so außerordentlich treffende und inhaltreiche Gedanken geäußert, daß es sehr zu bedauern ist, daß wir über dieses Gebiet keine größere geschlossene Darstellung von ihm besitzen, um so mehr, als er von der überaus großen Wichtigkeit des Gegenstandes für die psychologische Theorie und Praxis überzeugt war. Auf der andern Seite aber ist es erfreulich, daß durch seine lichtvollen Untersuchungen über das Trieb- und Willensleben die weitere Erforschung des Wesens der Affekte gleichzeitig erleichtert ist und der Versuch der Lösung dieser Aufgabe vielfach neue festere Ausgangspunkte gewonnen hat: das Ineinandergreifen der einzelnen Seelenkräfte läßt sich von dem durch Möbius eine starke Stufe mehr in die Tiefe gerückten biologisch-praktisch-psychologischen Gesichtspunkte aus in vielfacher Beziehung besser verfolgen und deutlicher beobachten. Es ist nicht ohne Interesse hier festzustellen, daß es wieder eines der Hauptarbeitsgebiete unseres Autors ist, das der Hysterie, welches Aufschlüsse von besonderer Bedeutung auch in dieser Richtung in Zukunft zu vermitteln berufen erscheint.

Im vorstehenden ist die hauptsächliche Richtungslinie, die das Lebenswerk des Meisters durchzieht, gekennzeichnet worden; freilich stehen einzelne ihrer Wendepunkte noch nach anderen Seiten und durch anderweitige Verknüpfungen miteinander in Verbindung. Inwieweit die Ergebnisse seines überaus arbeitsreichen Lebens fruchtbringend und fördernd auf die Wissenschaft im allgemeinen einwirken werden, läßt sich vorläufig nicht übersehen; in seinem engeren Gebiete wird er ohne Zweifel stets als einer der verdienstvollsten Geister genannt werden.

Unsere Wissenschaft ist in der Wahl ihrer Mittel beim Vorwärtsdringen nie pedantisch gewesen. Wie sehr auch betont werden muß, daß die Induktion, wenn auch nicht vergessen werden darf, daß auch diese durchlässig bleibt, das hauptsächliche Element der Methode ihres Weiterschreitens bildet, so ist sie doch nicht das einzige. Vor nicht langer Zeit hat dies die Atomtheorie, die nicht durch die Induktion erschlossen war, deutlich genug dargetan. So vermag denn auch der minutiöse Analogieschluß vorwärts zu bringen, und dies umso mehr, je mehr er sich wieder auf dem Boden der Erfahrung aufbaut. Diesen Schluß verstand Möbius anzuwenden. Als Bacon von Verulam unserer heutigen Wissenschaft den Entwicklungsgang wies, den sie später von Morgagni bis Virchow mit so ergebnisreicher Strenge innegehalten hat, gab es noch keine Psychiatrie. Auch diese operiert freilich mit einer Unsumme von Fakten und durch Maße ausdrückbaren Befunden und eben diese sind es zum großen Teil, deren weitgehende Systematisierung die heutige experimentelle Forschungsweise sich angelegen sein läßt. Wir dürfen wohl erwarten, daß wir von dieser noch viele neue wesentliche Aufschlüsse über die seelischen Erscheinungen erlangen werden und es läßt sich heute nicht abgrenzen, wie weit sie führen mag, trotzdessen könnte es aber immerhin sein, daß die aufwärtsstrebende Linie ihrer Entwicklung sich als eine Asymptote herausstellt. Möbius hegte diese Ansicht, und in diesem Sinne wollte er in der letzten Schrift verstanden sein, die wir von ihm besitzen, die er „die Hoffnungslosigkeit aller Psychologie" betitelt hat und in der er noch einmal die hauptsächlichsten seiner schwer erkämpften Errungenschaften vorüberziehen läßt.

Von den verschiedenen Aufstiegen, die zu dem steilen Gipfel der wissenschaftlichen Erkenntnis führen, ist der Steig des Psychiaters und Psychologen durch eine schroff abstürzende Wandstufe unterbrochen: um zur Fortsetzung des schmalen Pfades zu gelangen, muß der Wanderer eine ungebahnte Stelle betreten. Darin nun, daß Möbius die hierzu von Fechner angegebenen Stützpunkte ein ganzes Menschenalter hindurch mit allen Mitteln seiner reichen Erfahrung und mit äußerster Gewissenhaftigkeit auf ihre Verläßlichkeit geprüft und daß er den Weg für gangbar erklärt hat, darin besteht ein wesentlicher Teil seiner vornehmlichen Bedeutung.

Heynemann'sche Buchdruckerei, Gebr. Wolff, Halle a. S.

Printed in Dunstable, United Kingdom

91220754R00020